VALEUR PHILOSOPHIQUE

DE

L'HYPOTHÈSE DU TRANSFORMISME

PAR

LE Dr BERTILLON

EXTRAIT DES BULLETINS DE LA SOCIÉTÉ D'ANTHROPOLOGIE DE PARIS

PARIS
LIBRAIRIE VICTOR MASSON ET FILS
PLACE DE L'ÉCOLE-DE-MÉDECINE

1871

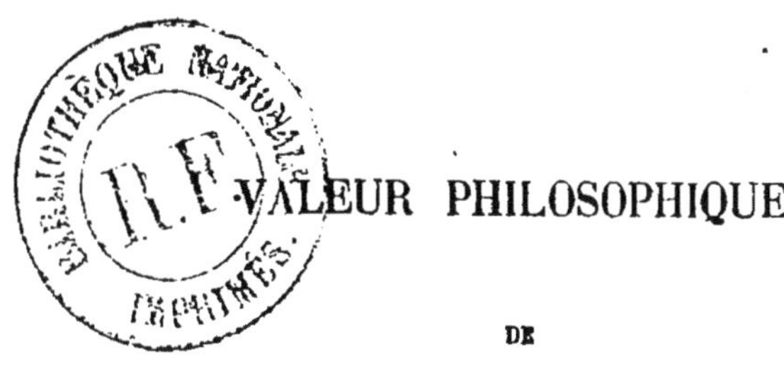

VALEUR PHILOSOPHIQUE

DE

L'HYPOTHÈSE DU TRANSFORMISME

PAR

LE Dr BERTILLON

EXTRAIT DES BULLETINS DE LA SOCIÉTÉ D'ANTHROPOLOGIE DE PARIS

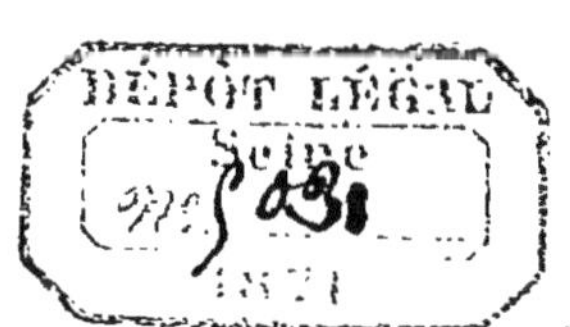

PARIS
LIBRAIRIE VICTOR MASSON ET FILS
PLACE DE D'ÉCOLE-DE-MÉDECINE

1871

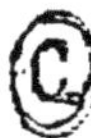

VALEUR PHILOSOPHIQUE

DE

L'HYPOTHÈSE DU TRANSFORMISME

I. — *Preuves tirées de sa comparaison avec les autres hypothèses scientifiques.*

A propos du transformisme on a parlé de quelques-unes des autres grandes hypothèses que l'on rencontre dans les sciences, et je crois que cette tentative était bonne ; car, quoi de plus propre à faire apprécier les qualités d'une connaissance quelconque que de la comparer à celles du même ordre ? et, de même que l'anatomie comparée est presque le seul moyen de bien connaître l'anatomie, même d'une seule espèce ; que la philologie comparée est la clef de la vraie intelligence d'une langue, de même aussi l'examen critique et comparé des théories scientifiques me paraît être la vraie méthode capable de nous faire sentir la valeur ou l'infirmité de la théorie du transformisme.

Mais il m'a paru que la façon dont cette comparaison a été tentée par Mme Cl. Royer, touchée par M. Gaussin, est si restreinte, si incomplète (bornée seulement à la comparaison de la théorie newtonienne à celle de Darwin, théories au fond fort dissemblables), que les conclusions tirées de ce rapprochement ne pouvaient être probantes : une étude comparée exige un examen de toute la série et non de deux termes que je crois éloignés.

Malheureusement pour moi, une étude complète et comparée des diverses théories est nouvelle, je crois ; de sorte qu'elle exigerait un long travail et une longue exposition ; j'y ai beaucoup songé depuis notre dernière réunion, où, séduit par cette vue, j'ai eu l'imprudence de demander la parole ; mais, en mettant en ordre et en rédigeant le fruit de mes recherches, je me suis bien vite aperçu que le sujet exigerait des développements considérables ; aussi, bien qu'il ne soit pas bon de laisser beaucoup de sous-entendus dans un travail si nouveau, je me crois obligé, pour ne pas abuser de votre patience, de traiter le plus succinctement qu'il me sera possible un sujet qui mériterait, je crois, un livre entier pour en légitimer solidement les conclusions.

Mme Cl. Royer a parlé de *théories*, d'*hypothèses*, et comparé ces deux termes ; il faudrait peut-être encore rapprocher de ces expressions *synthèse* et *système*, et établir, d'après les usages, la synonymie de ces expressions ; mais ce serait vraiment trop long et par trop sortir de l'anthropologie ; je me résigne à supprimer mes recherches sur ce point ; leurs conclusions ressortiront, j'espère, des considérations suivantes.

Je trouve, Messieurs, que les hypothèses scientifiques peuvent, selon le but qu'elles se proposent, se grouper dans les trois familles suivantes :

La première comprend les *hypothèses* investigatrices ;

La seconde les théories servant plutôt de méthode d'exposition et d'enseignement ;

Enfin la troisième famille comprend les grandes *hypothèses* ou conceptions *synthétiques* et *philosophiques* embrassant toute une science.

Permettez-moi de reprendre chacun de ces trois groupes et de les caractériser un peu mieux.

Le *premier groupe* est, sous des noms divers, admis, réclamé même comme indispensable, comme instrument puissant et nécessaire d'investigation, par tous les logiciens, à quelque école philosophique qu'ils appartiennent ; « c'est, dit Auguste Comte, une supposition provisoire et d'abord essentiellement conjecturale, une anticipation sur l'expérience. » M. Cl. Bernard, dans son remarquable ouvrage sur la *Médecine expérimentale*, parle longuement et parfaitement de cette méthode, qu'il appelle *méthode à priori*, dénomination qui n'a qu'un inconvénient, c'est de laisser présumer, à une lecture superficielle, qu'il est en opposition avec d'autres logiciens et notamment avec Auguste Comte, comme il semble lui-même le croire, tandis que, sous une forme meilleure (surtout en ce qu'elle est plus particulièrement appliquée à l'investigation biologique), il dit et décrit la méthode d'investigation fort nettement exposée par Auguste Comte et qui consiste à poser, à titre d'hypothèse provisoire, une idée *à priori*, inspirée par ce que l'on sait déjà des choses, quelquefois par un détail nouvellement aperçu et qu'on relie au reste du savoir par une généralisation spontanée et conjecturale. De cette hypothèse provisoire, on déduit une ou plusieurs conséquences qui soient *susceptibles d'être vérifiées expérimentalement*, et on interroge l'expérience; cependant, si l'expérience est conforme à la prévision, la réalité de l'hypothèse n'est pas prouvée, mais sa valeur est devenue beaucoup plus grande, plus grande encore quand deux, trois, quatre, etc., de ces déductions se sont trouvées conformes à l'expérience.

Mais il est arrivé bien souvent, comme par exemple dans l'hypothèse de l'*émission* de la lumière, celle du *phlogistique*, qu'une hypothèse, après avoir vu un grand nombre de ses déductions confirmées par la vérification expérimentale, est ébranlée par une nouvelle expérience ou encore par une observation nouvelle qui n'est pas expliquée par l'hypothèse. Alors l'hypothèse peut être fausse; mais cela n'est pas nécessaire, et plus souvent elle est seulement incomplète. C'est ce qui est arrivé, par exemple, avec l'hypothèse des ondulations lumineuses, telles qu'on les avait d'abord supposées : elles ne pouvaient ni faire prévoir ni expliquer les phénomènes de polarisation ; on n'a pourtant pas rejeté absolument l'hypothèse des ondes, on a modifié leur direction. Ainsi ce groupe d'hypothèses appartient à la logique ; c'est une méthode logique d'investigation, d'un emploi journalier, permanent, indispensable, guide du savant qui va à la découverte et qui, pour cela, observe ou expérimente.

Le *second groupe* se compose de toutes les *théories* qui sont surtout destinées à l'enseignement : telle la théorie des deux fluides électriques, magnétiques, etc.; ce ne sont, le plus souvent, que des spéculations de l'esprit qui, sans se préoccuper beaucoup de la réalité des choses, prétend relier un groupe de phénomènes à une même conception théorique. Dans ces théories, la réalité objective de la conception importe peu ; ce qui importe, c'est que les choses se passent comme si elle était vraie. En voulez-vous des exemples ? La géométrie et le calcul infinitésimal, la considération des moyennes, des résultantes, la mécanique rationnelle, la physique, nous en offrent de très-nombreux.

Ainsi la considération des centres de force, celle, par exemple, du centre de gravité, appartient à la théorie. On sait fort bien que ces centres n'ont pas d'existence réelle ; on raisonne pourtant comme s'ils existaient, au grand profit du langage et des formules ; et je vais montrer tout à l'heure que l'attraction universelle elle-même doit *aujourd'hui* être classée dans cette catégorie des théories pures. Ce sont surtout ces conceptions abstraites, ces théories pures, instrument d'exposition et d'enseignement, qui prennent le nom de *système* quand elles embrassent tout un groupe de connaissances. En un mot, les théories dont nous parlons sont des hypothèses *constituées*, *acceptées*, *classiques*, et fort commodes.

Cependant il y a *une troisième catégorie d'hypothèses*, qui, le plus souvent, expliquent non-seulement tout un vaste ensemble de phénomènes, mais encore leur *succession* dans le temps et dans l'espace. Je citerai seulement trois ou quatre de ces grandioses conceptions :

L'hypothèse cosmogonique de Laplace ;

L'hypothèse de la philologie moderne d'une langue mère, l'ariaque (Chavée), dont sont sortis, comme autant de familles, de genres et d'espèces, le grec, le latin, le slave, le tudesque, etc.; puis les dialectes : le français, l'espagnol, l'anglais, etc., etc. [1];

Enfin, l'hypothèse du transformisme.

Je pourrais peut-être encore ajouter, en baissant les yeux sur un horizon scientifique plus restreint, la théorie aujourd'hui défaillante des combinaisons binaires de Lavoisier et de Berzélius.

A ces vastes synthèses, il faudra sans doute en joindre sous peu une plus vaste encore : l'hypothèse de l'unité de substance (en tant que force et matière, ce qui est tout un), dont les éléments de la chimie, les forces de la physique ne nous paraissent de plus en plus que des transformations, des métamorphoses.

Voyez, Messieurs, combien ces grandes conceptions sont différentes des hypothèses méthodiques de détail et d'in-

[1] A notre connaissance (et nous ne sommes pas érudit en ces matières), c'est F. Bopp qui, en 1816, fit le premier cette grande découverte de l'affinité, de communauté d'origine des langues indo-européennes. E. Burnouf l'enseigna en France ; mais c'est par notre collègue H. Chavée, un de ses élèves, que je rencontre formulée nettement, en 1848, dans sa *Lexiologie indo-européenne*, l'idée d'une langue mère perdue (langue ariaque) d'où seraient sortis tous les grands idiomes indo-européens actuellement existants. Plus tard, Max Müller, puis A. Scheicher sont arrivés aux mêmes conclusions.

vestigation dont j'ai parlé précédemment; elles ne remplissent, il est vrai, qu'imparfaitement la condition qu'exige Auguste Comte : d'être d'une vérification expérimentale immédiate ; mais elles ne sauraient non plus être classées dans les hypothèses qu'il rejette absolument comme spéculant sur la cause première ou finale, et placées en dehors de toute vérification expérimentale possible.

Ces grandes synthèses générales ont encore un trait commun qui fait en même temps leur danger et leur prix : c'est que, contrairement aux conceptions purement théoriques et aux systèmes pédagogiques, elles s'offrent à nous avec toutes les apparences de la *réalité objective :* nous sommes portés à croire que les choses se sont vraiment passées ainsi qu'elles le supposent, de sorte que nous avons comme une prémice de la science à venir. Elles nous ravissent enfin par une première ébauche de la conception du monde; c'est comme la terre promise des savants, dont nous croyons voir à l'horizon se dessiner les grandes lignes. Là est l'irrésistible charme de ces magnifiques synthèses; sans doute, si nous n'étions prévenus combien cet horizon lointain peut fournir d'illusions, que ces grandes lignes sont peut-être les nuages de l'aurore que les premiers rayons de vérité vont faire évanouir, sans doute ce charme serait un danger; mais aujourd'hui, instruit par l'histoire de la science et surtout du théologisme, averti par ces douloureuses expériences, nous goûtons ces belles synthèses, toujours sous bénéfice d'inventaire nouveau et avec assez de scepticisme pour les abandonner lorsqu'elles cessent d'être d'accord avec la science nouvelle.

Il n'y a donc pas de raison pour nous priver des joies si pures, si intellectuelles que ces synthèses nous procurent. D'ailleurs ces vastes synthèses, pour ne pouvoir être infirmées ou confirmées immédiatement et par les recherches d'un seul, ne le sont pas moins à la longue par les progrès des sciences ; c'est ainsi que, depuis la brillante hypothèse de Laplace sur la formation de notre système planétaire, presque toutes les découvertes sont venues docilement consolider son hypothèse, très-peu la contrarier. Ainsi toutes les planètes découvertes (deux satellites exceptés) tournent dans le même sens et à peu près dans le même plan ; puis n'est-ce pas elle qui a suscité cette belle expérience de M. Plateau, qui nous fait assister, pour ainsi dire, à la naissance d'un monde planétaire et qui nous a montré combien l'expérience a de ressources imprévues pour remplacer le temps et l'espace, les deux grands facteurs de la nature ?

En chimie, au contraire, l'hypothèse de la combinaison binaire de Lavoisier, qui a servi de base à son ingénieuse nomenclature, est croulante de nos jours ; mais elle n'en a pas moins été une bonne et utile nourrice de la chimie actuelle. Cependant la connaissance que l'expérience nous a donné de l'avenir toujours incertain des grandes théories met une utile limite au danger qu'elles offriraient pour l'esprit humain, danger dont il a goûté l'amertume dans les théories théologiques par les redoutables liens qu'elles ont si longtemps imposés à son esprit.

Ainsi, Messieurs, d'après cette histoire du passé, c'est le progrès à venir qui est appelé à prononcer sur la valeur de l'hypothèse du fond unique de nos langues indo-européennes, du fond commun de notre monde planétaire, sorti, d'après Laplace, de la même nébuleuse ; il prononcera sur l'unité des forces physiques et des éléments chimiques et aussi sur cette conception plus nouvelle et non moins séduisante et hardie qui suppose que les innombrables formes organiques qui se sont succédées sur la terre ou qui y existent encore sont sorties d'un petit nombre de formes premières ; car toutes ces grandes synthèses ont cela de commun, qu'elles ne sauraient, comme les hypothèses de détail, être confirmées ou infirmées par un seul; elles sont les hypothèses qu'un siècle pose aux siècles à venir. Remarquons maintenant que ces hypothèses ne se réclament ni d'une cause première ni d'une cause finale ; elles ont, au contraire, pour but avoué et pour résultat manifeste de nous permettre de rester encore dans la voie scientifique, à travers nos conceptions les plus idéales ; de là l'antipathie qu'elles inspirent à plusieurs.

Ayant ainsi succinctement légitimé le groupement en ces trois familles des hypothèses scientifiques, j'ai besoin d'examiner avec un peu plus de détail les deux hypothèses de la gravitation et du transformisme, rapprochées (et à tort, selon moi) par Mme Clémence Royer.

Messieurs, bien que la classification des hypothèses scientifiques que je vous propose me paraisse naturelle et propre à jeter quelque lumière sur les conditions que doit remplir une hypothèse scientifique, je sais bien que ces divisions ne sont pas incommunicables; au contraire, toute théorie ou toute hypothèse synthétique et philosophique a pu débuter par être une hypothèse d'investigation; telle est, par exemple, l'attraction universelle, lorsqu'elle a été conçue par l'esprit de Newton : ce grand homme s'est empressé de vérifier par le calcul si les lois de la pesanteur terrestre, formulées par Galilée, expliquaient les mouvements des mondes, déterminés empiriquement par Képler; l'hypothèse de Newton sortit triomphante de cette première épreuve, et son universalité, de plus en plus constatée par les astronomes, lui fit bientôt prendre la première place dans les grandes synthèses scientifiques. Cependant je n'ai pas cru devoir ranger cette triomphante conception dans le groupe des grandes hypothèses synthétiques et philosophiques, je l'ai laissée dans la classe des théories pures. C'est qu'en effet le caractère des théories est la sûreté des déductions, sans qu'il soit nécessaire pour cela de croire à la réalité objective de l'hypothèse; telles sont, par exemple, la théorie de la chaleur latente, celles des deux électricités, des deux fluides magnétiques, etc.; en un mot, ce sont des résultantes plutôt que des existences qui font le sujet de l'hypothèse. Au contraire, le caractère du groupe des grandes synthèses philosophiques, c'est que si elles ne peuvent pas toujours faire prévoir les petits faits de détail, si même elles ne les expliquent pas toujours, elles rendent un compte si simple et si magnifique non-seulement de toutes les grandes lignes du monde actuel, mais encore de tous ses états successifs, dont elles expliquent à la fois et les formes et les mouvements présents, et ceux qui se sont succédé dans le temps et dans l'espace; de sorte que cet ensemble de conditions, auxquelles satisfait plus ou moins complétement le groupe des grandes hypothèses synthétiques et philosophiques, a pour résultat d'entraîner notre adhésion et de nous faire regarder comme probable la vérité *objective* de ses grandioses hypothèses.

C'est ainsi que je connais des physiciens qui n'ajoutent aucune créance à la théorie des deux électricités qui satisfont à tous les phénomènes, mais croient à la réalité de l'hypothèse cosmogonique de Laplace, qui pourtant n'explique pas tous les faits de détail de notre monde planétaire.

Je dis maintenant que dans cette classification, tandis qu'il y a lieu sans conteste de placer l'hypothèse du transformisme dans les grandes synthèses philosophiques, il faut laisser l'hypothèse de l'attraction universelle de la matière pour la matière dans le groupe des *théories*. Ainsi me voilà avec M. Gaussin contre Mme Cl. Royer, pour ne pas rapprocher l'hypothèse de l'attraction avec celle du transformisme, mais chez moi cette séparation tourne plutôt à la gloire qu'à l'abaissement de celui-ci.

En effet, Messieurs, la fortune, si méritée d'ailleurs, de

l'attraction universelle ne doit pas nous aveugler sur les faiblesses de cette hypothèse : cette faiblesse, c'est le peu de probabilité que ce soit là une force simple, élémentaire, mais très-probablement une résultante; ne suffit-il pas, pour ébranler votre foi en l'existence réelle de cette force, de songer qu'elle est la seule force qui jusqu'ici ait paru rebelle à l'unification générale qui s'opère de nos jours dans les forces physiques et qui nous induit à penser dès aujourd'hui que son, chaleur, lumière, électricité, affinité, magnétisme ne sont au fond, et malgré la diversité des impressions qu'ils font naître en nos sens, que des modes de transmissions diverses du mouvement qui pénètre la matière? La science tout entière nous montre ces phénomènes sortant d'un même fond et n'étant très-vraisemblablement que des métamorphoses les uns des autres. Jusqu'à ce jour la gravitation seule s'est soustraite à cette fusion. Est-ce donc qu'elle y sera toujours rebelle? Il y aurait certes grande imprudence à l'affirmer, et déjà bien des esprits hardis ont essayé de montrer que la gravitation n'était qu'un cas particulier de la mécanique moléculaire. D'autres ont cherché à établir que l'on pourrait substituer avec quelque avantage à l'attraction universelle l'expansion et par suite la répulsion universelle. Je ferai remarquer en passant que ce renversement d'une théorie, ce changement de signe n'est pas rare et a souvent fait fortune. L'exemple le plus célèbre est celui du phlogistique : « Un corps qui brûle, disait Stall, est un corps qui perd quelque chose » (ce quelque chose était le phlogistique; aujourd'hui on dirait : de la force vive). Lavoisier n'a eu qu'à renverser cette hypothèse en disant : « Un corps qui brûle est un corps qui gagne quelque chose » (de l'oxygène). Je conclus que, plus encore de notre temps que du temps de Newton, il faut bien se défendre de regarder l'attraction universelle comme une *réalité objective*, mais qu'il faut dire : « Les choses se passent comme si la matière attirait la matière, car en vérité, et déjà aujourd'hui, le plus probable est que cette passion attractive que notre logique, toujours anthropomorphe, a imaginée, n'existe pas comme force simple et que les mouvements qui nous l'ont fait inventer ne sont que des résultantes de la mécanique moléculaire.

Au contraire, le principal mérite des grandes synthèses philosophiques, et en particulier du transformisme, est bien moins dans la sûreté des déductions et des explications de tous les faits de détail, que dans la conformité des grandes lignes et dans la présomption qu'il nous donne une idée générale de l'évolution du monde.

Ces considérations légitiment, il me semble, la place que, dans ma classification, j'ai assignée à l'hypothèse de l'attraction dans le groupe que j'ai appelé celui des théories pures et que caractérisent à la fois la certitude des déductions et le peu de probabilité de leur réalité objective; elles motivent pourquoi je ne saurais, avec Mme Cl. Royer, trouver similaires cette hypothèse et celle du transformisme.

Je me hâte de quitter ces généralités, peut-être trop théoriques, pour m'occuper exclusivement du transformisme, examiner les principales objections qui lui ont été faites et voir si elles ont la valeur que lui attribuent les auteurs.

La première et la plus générale de ces objections, c'est que la théorie du transformisme n'est pas vérifiable par l'expérience.

Si ma classification était admise, la réfutation serait si facile que sans doute l'objection ne serait pas faite.

Car, est-ce que la magnifique hypothèse de Laplace, est-ce que celle de la géologie qui en est la conséquence sur le commencement igné de notre planète, est-ce que l'hypothèse de la linguistique sur le fond commun dont sont sorties toutes les langues indo-européennes, est-ce que ces vastes synthèses sont vérifiables par l'expérience? En aucune façon. M. Sanson, pour consentir à regarder comme probable que le lièvre et le lapin, l'âne et le cheval, le mouton et la chèvre, le chien et le loup sont sortis du même ancêtre, demande à assister à leur naissance; j'espère bien qu'il refusera aussi toute créance à l'hypothèse de la linguistique qui fait sortir d'un même fond le grec, le latin, le slave et le teuton; car, en vérité, il ne lui sera pas donné d'assister de ses yeux et de ses oreilles à la naissance de l'un plus que de l'autre, et il ne me paraît pas que l'unité de grammaire et de racine soit plus probante que l'unité de composition anatomique. Il dédaignera, à plus forte raison, l'hypothèse de Laplace sur l'origine de notre système planétaire, car l'identité de la matière, des formes, des mouvements planétaires, sur lesquels repose tout entière cette conception, n'est pas plus probante que l'unité de composition, de développement, sur lesquels repose l'hypothèse du transformisme, et il me semble qu'il ne me serait pas difficile de prouver qu'elle l'est moins.

Mais mon argumentation suppose que l'on accepte ma classification des hypothèses scientifiques, et je n'ai pu la développer assez expressément, sans doute, pour entraîner toutes les adhésions. Toujours ai-je montré que le reproche que l'on adresse au transformisme, on peut l'adresser à maintes autres hypothèses qui ont conquis l'adhésion et l'admiration générales. Et combien il me serait facile de leur montrer qu'il en est de même de la plupart des théories les plus classiques! Est-ce qu'on a vu les deux électricités, la chaleur latente et tous ces fluides qui ont libre cours en physique? Mais il y a plus : l'histoire nous montre des théories dont on a cru avoir fait la preuve expérimentale, et les progrès de la science ont montré que l'on avait mal vu et que la théorie n'avait pas une existence réelle; c'est notamment ce qui arrive pour la théorie chimique de Lavoisier.

Ainsi, la vérification expérimentale de l'existence *objective* n'est pas nécessaire, et de plus elle n'est pas toujours probante.

Mes contradicteurs veulent encore que la théorie proposée explique à elle seule tous les phénomènes constatés, et si, pour y arriver, on fait, comme les transformistes, intervenir des hypothèses secondaires, quelque légitimes, quelque rationnelles qu'elles soient, telles que la concurrence vitale pour expliquer les lacunes entre les groupes dits spécifiques, ou encore les corrélations de croissance et de développement (comme je le ferai tout à l'heure pour répondre à M. Broca), ils assurent que nous ne nous sauvons qu'en entassant les hypothèses ; si nous invoquons l'insuffisance de nos connaissances géologiques et biologiques, ils s'écrient que nous n'avons pas le droit de faire tourner notre ignorance à notre profit, sans faire attention qu'ils n'avaient pas le droit, eux, de la faire tourner à notre détriment.

Eh bien, Messieurs, j'affirme, et je vais prouver, qu'aucune théorie n'est capable de satisfaire à ces objections; il me serait bien facile, en passant en revue les grandes synthèses que je regarde comme les analogues, comme de la même famille que le transformisme, de montrer par exemple que le plan des orbites si inégalement incliné des petites planètes microscopiques du groupe de Pallas, Cérès, etc., et surtout la révolution d'Orient en Occident des satellites d'Uranus, alors que tout le reste du système planétaire se meut d'Occident en Orient, non-seulement ne trouvent pas leur explication dans l'hypothèse de Laplace, mais jusqu'à un certain point sont contradictoires avec cette hypothèse, et que l'on ne peut s'en rendre compte que par des hypothèses accessoires fort hasardées, telles que l'explosion d'une planète, le choc d'une comète, etc.; plusieurs autres détails de notre système planétaire (telle la loi de Bode sur les distances planétaires) ne trouvent pas d'explication dans la cosmogonie de Laplace, ni dans aucune autre. Cependant ces graves difficultés n'ont pas fait renoncer à l'hypothèse de Laplace; car si quelques apparences contradictions s'y sont rencontrées, une si grande masse de concordances l'ont confirmée, que les astronomes sont légitimement portés à supposer que ces faits contradictoires sont les résultats de quelque perturbation étrangère dont la cause leur échappe.

La belle hypothèse des philologistes rencontre également des difficultés jusqu'à ce jour irréductibles ; je citerai seulement celle de ce petit peuple basque si indo-européen par ses traits et ses qualités psychologiques, mais dont la langue est un singulier, et, jusqu'à ce jour, un inextricable mélange de racines et de flexions indo-européennes, mongoles, laponnes et surtout américaines. Il y a dans notre propre langue beaucoup de mots, comme le verbe *aller* dont une étymologie prudente et méthodique (telle celle de M. Littré) ne peut montrer les origines certaines ; admet-on pour cela que ces mots isolés, et dont les ancêtres sont perdus, sont sans filiation? C'est pourtant ainsi que raisonnent ceux qui tirent des arguments de quelques spécimens paléontologiques tels que le dinotherium dont le squelette est jusqu'à ce jour quelque peu isolé dans les séries zoologiques. En vérité, cette argumentation empruntée tout entière à notre ignorance et dont les découvertes successives de la paléontologie ont si souvent montré la vanité est bien débile et indique une singulière et bien imprudente précipitation; c'est, comme on dit, *faire feu de tout bois.*

Je pourrais, il me semble, en développant ces vues, montrer que les faiblesses qu'on reproche à l'hypothèse du transformisme se retrouvent au moins au même degré (suivant moi à un degré supérieur) dans toutes ces grandes synthèses qui ont conquis l'admiration universelle de notre siècle. Mais plusieurs de mes contradicteurs peut-être refusent leur adhésion à ces vastes synthèses ; il y a parmi eux des esprits dont l'originalité consiste à refuser toute créance à la logique inductive et analogique ; mais tous certainement admettent les théories de la physique, et triomphent avec M. Gaussin en comparant (à tort, suivant ma classification) l'hypothèse du transformisme à celle de la physique. En vérité, il me serait bien facile de montrer les faiblesses des théories magnétiques électriques, et même de montrer que celles plus parfaites de la chaleur et de la lumière elle-même n'expliquent pas encore tous les faits ; mais pour abréger, je veux (suivant une logique chère à M. Gaussin : « qui peut plus peut moins ») prendre tout de suite l'hypothèse que nos contradicteurs se plaisent à nous opposer et montrer que cette triomphante hypothèse de l'attraction elle-même ne satisfait pas, comme ils le croient, à tous les faits observés.

Vous savez, Messieurs, l'histoire de cette théorie, anglaise aussi ; vous savez quelle résistance longue, passionnée elle a éprouvée, notamment en France. C'est une page d'histoire que je recommande aux contradicteurs de Darwin. Ils retrouveront, je pense avec plaisir, leurs prédécesseurs, les contradicteurs de Newton, déployer la même passion, la même vigueur et faire usage de beaucoup de leurs arguments. Alors le génie de Descartes a été contre l'hypothèse de l'attraction, ce qu'est aujourd'hui celui de Cuvier (et les habitudes d'esprit dont il nous a pénétrés) contre le transformisme ; qu'est-ce que les cartésiens objectaient, entre autres, à la théorie newtonienne ? Précisément ce que nos contradicteurs reprochent aujourd'hui au transformisme : l'absence de vérification expérimentale. L'hypothèse de l'attraction expliquait, il est vrai, le mouvement du monde ; malgré cela les positivistes de ce temps-là (ils avaient nom cartésiens) s'obstinèrent jusqu'à la fin à regarder la pesanteur terrestre comme un phénomène particulier incommunicable. Cependant, devant la magnificence de cette hypothèse, la négation alla s'affaiblissant, et je ne crois pas que nos orthodoxes français attendirent, pour se rendre, un siècle et demi après. Un autre Anglais, Cavendish, leur fit enfin voir, par sa célèbre expérience du pendule de torsion, une petite masse tomber sur une grosse. Cependant ce mouvement ne pouvait se constater qu'à la loupe. Malgré cela pourtant la preuve demandée parut faite à tous, et les cartésiens, s'il en restait, se tinrent bien pour battus. En vérité, je trouve qu'ils ont été bien prompts à quitter la partie. Ne pouvaient-ils pas, comme nos contradicteurs d'aujourd'hui, mépriser cette petite force microscopique qu'on leur donnait comme motrice des mondes? Ne pouvaient-ils pas se moquer et dire, comme M. Gaussin : « Jusqu'à présent nous savions que « qui peut plus peut moins »; les newtoniens sont plus forts et nous apprennent que « qui peut moins peut plus? »

Il est vrai que cette toute petite force avait pour coefficient les masses planétaires, comme la variation des espèces, pourtant appréciables à l'œil nu dans le rapide cours de nos existences, a pour coefficient les périodes géologiques. Mais l'esprit humain a beau être positiviste, il est inflexible quand il est bissé sur une abstraction métaphysique ou logique, comme celle-ci : « Qui peut plus peut moins. » Eh bien, messieurs, ce principe peut sembler irréprochable en logique, c'est le principe contraire qui triomphe dans la nature comme dans l'humanité. Quelque part que vous arrêtiez votre esprit pour analyser les éléments producteurs des plus grands résultats, vous verrez que presque tous ont pour générateur une toute petite influence accumulée.

Dans le jeu des forces physiques et chimiques, qui peut

moins peut plus, car quelque grandiose que nous apparaisse leur ensemble, ces puissants mouvements ne sont, au fond, que les perturbations des imperceptibles forces qui agitent les atomes. En géologie triomphe aussi la logique signalée au mépris de « qui peut moins peut plus ». Car vous savez que les actions lentes, imperceptibles, mais accumulées par les milliers de siècles paraissent aujourd'hui, d'un avis unanime, avoir eu la plus grosse part d'influence dans la détermination des formes de notre terre ; et, Messieurs, les brillantes théories de nos philologues modernes reposent aussi sur le principe stygmatisé « qui peut moins peut plus ». Ils n'admettent plus, conformément à la logique de notre contradicteur, que des dieux, pouvant sans doute beaucoup plus, se sont employés à beaucoup moins en créant de toutes pièces nos médiocres idiomes : le grec, le latin, le teuton et le slave, le français, l'anglais, mais que des actions lentes, insensibles ont, par un transformisme incessant, fait sortir toutes ces familles, tous ces genres, toutes ces espèces de langages, d'un fonds unique.

Vous sentez, Messieurs, que je pourrais fort allonger la liste des phénomènes où des actions lentes, se déroulant dans le temps et l'espace infinis, ont produit des résultats gigantesques ; avec ces deux coefficients qui sont aussi ceux des transformistes, le principe méprisé « qui peut moins peut plus », est le secret même de la puissance créatrice de la nature et aussi de l'humanité.

Mais, dira-t-on, si les astronomes ont adopté la théorie de l'attraction même avant d'en avoir vu à la loupe la vérification expérimentale minuscule, c'est que l'attraction satisfaisait à tous les faits. C'est au moins ce qu'assure M. Gaussin ; et d'après lui c'est l'obligation de toute théorie qui aspire à notre adhésion.

Eh bien, Messieurs, je nie absolument cette proposition, et je vais démontrer que ma négation est fondée ; car je ne connais pas une seule théorie qui y satisfasse pleinement. Puisqu'il s'agit de biologie, je pourrais le prouver en examinant les plus belles, les plus triomphantes théories physiologiques ; telle la théorie chimique de la calorification chez les animaux, celle de la digestion, de l'absorption. J'aurais vraiment trop beau jeu.

Voyons donc encore cette orgueilleuse attraction planétaire. Est-il vrai, comme l'a dit M. Gaussin, qu'elle explique tous les phénomènes célestes ? Eh bien, non, Messieurs, il n'en est pas ainsi ; et il se rencontre dans les cieux non-seulement des phénomènes qu'elle n'explique pas, mais, bien plus, des phénomènes qui lui sont entièrement contradictoires. Ainsi, la comète d'Encke, la seule dont la courte période permet de suivre la marche et de calculer les retours, ne suit pas exactement dans sa marche les lois de l'attraction, car cette marche, au lieu d'être constante, est très-notablement ralentie.

Mais une autre exception aux lois de l'attraction, et autrement importante, résulte pour toutes les comètes de la formation, du développement, de la direction et de la forme de leur chevelure. Ce n'est pas en vertu de la gravitation que se forment ces brillants météores ; c'est en contradiction avec elle ; de sorte que le soleil paraît tout à la fois attirer et repousser cette poussière lumineuse. Aussi les astronomes ont-ils dû imaginer d'autres forces pour se rendre compte d'une si singulière complexité.

Newton concevait une immense atmosphère solaire dans le milieu de laquelle s'échappaient les vapeurs soulevées par la chaleur solaire comme les fumées d'un bateau à vapeur dans notre atmosphère. Encke, avec les astronomes modernes, la résistance d'un milieu éthéréen, pesant et absolument hypothétique et contradictoire aux autres phénomèmes célestes ; enfin, de notre temps, l'hypothèse dont M. Faye est l'inventeur d'une force répulsive ayant le soleil pour foyer, comme pourraient le faire une répulsion électrique, ou mieux, selon M. Faye, les ondes lumineuses d'un éther sans pesanteur, et agissant selon les surfaces et non selon la masse, comme agit la gravitation.

Et cependant, Messieurs, ai-je besoin d'ajouter que, malgré ces difficultés, l'hypothèse de la gravitation universelle, non pas en tant que force attractive réelle, simple et élémentaire, mais de résultante, n'a nullement été ébranlée dans l'opinion des astronomes? Vous le voyez, la science la plus avancée et qui présente les phénomènes relativement les moins complexes, n'a pas hésité à faire intervenir des hypothèses secondaires expliquant les apparentes contradictions de sa théorie principale. Pourquoi donc le transformisme n'aurait-il pas la même latitude, surtout quand il y joint ce soin fondamental de ne faire intervenir que des forces biologiques dont l'existence est avérée, incontestée, comme la sélection, la variabilité, la concurrence vitale, les corrélations de croissance et de développement?

Analyserai-je d'autres théories? par exemple, celle des ondulations, la plus belle après celle de l'attraction, et, il nous semble aujourd'hui, plus près de la réalité objective? Mais vous savez que cette théorie ne s'est créée que peu à peu et par additions successives; que l'onde longitudinale, d'abord admise, n'expliquait ni les interférences, ni la polarisation, lorsque Fresnel eût l'heureuse idée de l'onde transversale perpendiculaire au rayon lumineux, et aujourd'hui, malgré les progrès de l'optique, il y a encore des phénomènes inexplicables ou fort hypothétiquement expliqués (la lumière diffuse, la phosphorescence, les actions chimiques, etc.).

Après la critique de ces théories si brillantes, que me servirait de m'arrêter à la mauvaise théorie électrique des deux fluides? Vous me croirez facilement, j'espère, quand je vous dirai que nos plus belles théories chimiques, géologiques et physiologiques laissent bien des faits inexplicables ou ne s'expliquent que par l'adjonction d'hypothèses secondaires, qui n'ont souvent d'autre raison d'être que de rendre compte d'un fait, sans cela irréductible. Ainsi, j'ai prouvé combien méconnaissent la philosophie de la méthode scientifique ceux qui objectent au transformisme de ne pas expliquer tous les faits ou de faire intervenir des hypothèses accessoires. Ce qu'ils reprochent à cette théorie, ils peuvent le reprocher à toutes les théories scientifiques, par cette raison très-simple qu'il n'y aurait que la vérité absolue qui ne serait pas passible de ce reproche, et que toutes nos théories ne sont et n'ont la prétention d'être que des vérités relatives.

Cependant il est clair qu'il ne suffit pas pour être accepté de n'avoir pas plus de défauts que les meilleurs, il faut avoir autant de qualités, autrement dit, il faut que le transformisme, pour avoir droit de cité dans les grandes hypothèses scientifiques que j'ai nommées, donne à l'esprit autant de satisfaction, explique autant de phénomènes, relie avec autant de bonheur que les autres synthèses la succession des faits passés et présents, et c'est maintenant ce qui me reste à démontrer.

II. — *Preuves tirées de l'embryogénie, de la paléontologie, de la tératologie, des corrélations de développement, etc.*

Cependant, pour abréger, je négligerai le plus souvent la comparaison avec les autres grandes théories, que je suppose assez généralement connues ; je m'en tiendrai donc à résumer le plus succinctement possible les grands traits qui font, selon moi, du transformisme une des plus magnifiques hypothèses qui aient été conçues, et, chemin faisant, je réfuterai les objections qui ont été présentées.

Et d'abord, constatons que l'hypothèse du transformisme, conforme en cela avec les conclusions de toutes les sciences, a pour résultat d'exclure l'intervention de tout gouvernement personnel dans les affaires du monde; plus de *fiat lux*, plus de coup de baguette du grand magicien changeant le décor du monde; mais en cela il ne contriste pas plus les dévots du gouvernement personnel que toutes les autres sciences. Jupiter, Saturne et Neptune sont encore dans les cieux, mais s'ils y siégent, ils ne gouvernent plus, et, peu à peu, il en a été de même de tous les dieux. La science leur a ravi de plus en plus le gouvernement personnel pour y substituer l'invariabilité inflexible des lois de la substance. Pourtant restait encore aux dieux un domaine petit, mais qui nous est cher : la vie; et voilà que, d'*un côté*, M. Claude Bernard et ses émules en biologie déclarent, d'un commun accord, que les animaux comme les végétaux ne sont que des mécanismes, fort compliqués sans doute, mais soumis comme les autres activités de la substance à une détermination rigoureuse, c'est-à-dire obéissant uniquement aux lois de la physique et de la chimie biologiques, tout aussi fatales et *au fond* les mêmes sans doute que celles de la matière brute.

Et *de l'autre*, le transformisme, se proposant d'expliquer par des lois naturelles les formes diverses que revêt la vie, chasse encore le pouvoir personnel de ce dernier asile. Mais enfin sa conclusion en ceci est identique à celle de toutes les autres grandes théories précitées, et on ne saurait lui en vouloir davantage.

Ayant ainsi montré combien était légitime, nécessaire la venue de cette dernière conception, combien elle était dans les voies de l'esprit humain, il me reste à rechercher si elle satisfait aux conditions de ces grandes synthèses — de résumer, d'expliquer les faits passés ou présents dans leur existence, leur enchaînement, leur succession non-seulement dans toutes les grandes lignes, mais encore dans la grande majorité des cas, jusque dans les moindres détails.

La succession des formes vivantes et de leur disparition trouve dans le transformisme une explication saisissante, surtout si on ne restreint pas arbitrairement l'hypothèse à faire tout évolver d'un unique protozoaire dans l'unité de temps et de lieu.

En effet, M. Agassiz, dans des ouvrages très-populaires et qui apportent au transformisme bien des arguments, s'est efforcé de faire sortir une contradiction de la coexistence des formes, si variées dans des milieux qu'il regarde comme presque identiques; il conclut contre la théorie des influences de milieux pour expliquer la variété des formes.

Mais le transformisme invoque peu les influences climatériques de milieux, non qu'il en nie la réalité, mais parce que, d'après lui, nous en ignorons encore trop la direction et la puissance.

Je pourrais renvoyer M. Agassiz aux monogénistes déclarés, qui, comme M. de Quatrefages, croient cette influence si victorieuse, qu'ils inclinent à penser que, par elle, les Anglo-Américains sont en voie de faire *retour* aux Peaux-Rouges, et que la dégradation des habitants de quelques communes de l'Irlande, œuvre de la misère et de la faim, est un *retour* au type australien.

J'ai une objection plus grave à faire à M. Agassiz, c'est qu'il ne considère pas l'âge inégal des divers types vivants; son raisonnement suppose implicitement que les types actuels ont pris naissance le même jour et sont arrivés au même degré de développement, ce qui est non-seulement contraire à la thèse du transformisme, mais aux conclusions les plus évidentes de la paléontologie. L'évolution des espèces, dans l'hypothèse transformiste, est comme celle des individus dans les phénomènes de parthénogenèse ou de métamorphose; les différences d'âge des faunes expliquent les différences des formes bien plus que l'action des climats. C'est ainsi que la paléontologie montre que les types des formes australiennes sont ceux de la jeunesse de notre vieille Europe.

Non-seulement beaucoup d'objections faites au transformisme reposent sur cette idée gratuite et invraisemblable que l'on prête à tous ses partisans, que tous les types actuellement vivants tireraient leur origine d'un même moment, mais encore d'un même prototype; beaucoup, et entre autres notre savant président M. Gaussin, croient que, transformistes, nous sommes nécessairement monogénistes; il n'en est rien. Pourquoi donc les causes évolutrices de la vie se seraient-elles manifestées en un seul lieu? Cette hypothèse, d'origine biblique, est tout à fait contraire à la vraisemblance et aux légitimes déductions des faits observés. A mesure que les milieux favorables aux manifestations de la vie se sont rencontrés dans les différents lieux du globe, les causes organisatrices de la vie, quelles qu'elles fussent, ont fait leur œuvre, la vie s'est développée spontanément en maints milieux; les lentes évolutions progressives des formes se sont effectuées dans ces divers centres, d'abord indépendants les uns des autres; la similitude générale du milieu terrestre et des lois de la substance a entraîné le parallélisme de cette évolution, tandis que les *dissemblances locales* (les accidents géologiques et les conditions successives de climat, de milieu, etc.) se sont traduites par des variations qui se rencontrent encore aujourd'hui entre les faunes ou flores de diverses régions. Ces centres d'évolution sont encore si marqués soit dans les types vivants, soit dans leurs précurseurs paléontologiques, qu'ils ont été la base de la théorie des centres de création d'Agassiz, et ils s'expliquent de la façon la plus naturelle dans l'hypothèse du transformisme et l'action des lois naturelles.

Le transformiste n'est donc en aucune façon nécessairement monogéniste. Il est au contraire, au sujet de l'hypothèse monogéniste, dans une complète indépendance et n'attend que des faits ses convictions ultérieures; par exemple, si la faune paléontologique de l'Australie, comme sa faune vivante, montre l'absence de toute forme anthropomorphe (autre que l'Australien actuel), il faudra, ce me semble, regarder comme vraisemblable que cet Australien n'est pas autochthone, qu'il y a été amené par immigration, puisque la faune autochthone ne paraît pas s'y être élevée jusqu'à l'anthropomorphisme; le même raisonnement s'appliquera sans doute au chien australien, qui paraît aussi n'avoir pas d'ancêtre paléontologique, tous les autres carnassiers vivants ou passés étant des marsupiaux.

Au contraire, le transformisme sera conduit à présumer, de la faune malaise et de la faune africaine, si riche en types anthropomorphes, que le type humain a pu s'y développer, et peut-être en différents lieux et par des origines multiples: car pourquoi les conditions qui ont fait enfin surgir la forme humaine des organismes anthropomorphes inférieurs dans les îles de la Sonde, n'auraient-elle pas opéré la même évolution dans le centre africain, puisque se rencontrait de part et d'autre le même fond nécessaire : les formes anthropomorphes ? Ce sont des considérations qui au moins légitiment le doute.

Ainsi, non-seulement l'hypothèse transformiste suffit à expliquer l'inégal développement et la destruction successive des êtres, mais elle rend compte du développement des séries parallèles dans les divers centres de création ou d'évolution, et par là elle tend bien plutôt au polygénisme.

On ne contestera pas sans doute que le transformisme seul explique le fait si saisissant et si considérable de l'unité de composition anatomique, en vertu de laquelle, par exemple, le membre antérieur, qu'il serve à soutenir l'organe du tact, comme chez l'homme; de base de sustentation et d'arme, comme chez le lion; ou de simple support, comme chez les herbivores ; ou d'organe de vol, comme chez l'oiseau et la chauve-souris ; ou de nageoires, comme chez les cétacés ; ou de tarière comme chez la taupe ; ou qu'il ne serve à rien du tout, comme chez certains reptiles ou certains oiseaux, est toujours constitué des mêmes os, mêmement agencés et mus par les mêmes muscles. Seul, il explique, avec cette unité du fond, la complication croissante des formes organiques, et croissantes non-seulement quand on examine la faune actuellement vivante, mais, ce qui est plus significatif, progressive dans le temps, quand on étudie la faune paléontologique.

Agassiz, dans ses plaidoyers contre le transformisme en faveur d'un Dieu, successivement *créateur* et *destructeur*, est particulièrement intéressant à étudier à ce sujet, et, justement parce qu'il est un contradicteur fort savant et peu suspect, je vais puiser à pleines mains dans ses travaux. Il admet, il montre la *rigueur* de cette succession progressive de complications croissantes; de sorte que nos meilleures classifications, selon l'élévation progressive des organismes, sont rigoureusement parallèles à l'ordre de leur apparition dans la succession des âges paléontologiques.

Pour bien fixer la pensée et montrer l'étendue et la portée de ce grand fait, je prends un exemple ; je choisis la classe des échinodermes, la plus élevée de l'embranchement des rayonnés (oursins, étoiles de mer, etc.) ; je les choisis parce qu'ils doivent à l'encroûtement calcaire de leur peau de nous avoir laissé la plus complète moisson d'espèces fossiles. Tous les naturalistes s'accordent à classer les espèces actuellement vivantes, selon leur complexité croissante, en quatre ordres : les *encrines*, les *astéroïdes*, les *échinoïdes*, les *holoturies*, et c'est précisément le même ordre d'apparition qui est constaté par la paléontologie, et non-seulement il y a parallélisme pour ces grandes familles, mais, dit Agassiz, pour leurs subdivisions. Ainsi pour les oursins, leur succession depuis le *trias*, où l'on commence à les rencontrer, jusqu'à nos jours, s'accorde *rigoureusement* avec la graduation établie préalablement par la zoologie pure.

Cette correspondance paraît si *sûre* à Agassiz, il la retrouve si fidèle dans toute la faune, que c'est en s'appuyant sur elle qu'en botanique il se prononce, pour les végétaux actuellement vivants, en faveur de l'ordre proposé par Brongniart et appuyé sur des considérations anatomiques, parce que cet ordre coïncide avec l'ordre d'apparition de la flore fossile. Cet ordre consiste à séparer des dicotylédonés, avec lesquels ils avaient été confondus, les gymnospermées (*conifères*, etc.), et à les placer, comme types de transition, après les fougères, entre les acotylédonés et les cotylédonés, ce qui est justement l'ordre paléontologique.

Cependant le même Agassiz signale une grave exception à ce parallélisme, et il s'en empare avec enthousiasme. « Cette évolution progressive, dit-il, est si bien une progression réfléchie et voulue, et non l'aveugle évolution des lois de la matière, que, dès l'origine, la paléontologie révèle l'existence à peu près *simultanée* des trois premiers embranchements : rayonnés, mollusques (trilobites), crustacés. » « Ainsi, dit Agassiz, dès l'origine, la souveraine intelligence créatrice avait conçu le plan de ces trois vastes embranchements, et sans doute aussi, ajoute-t-il, du quatrième, bien que jusqu'à ce jour on n'ait rencontré que plus tard les premiers vertébrés. »

Quoi qu'il en soit, à partir de ces grands types, Agassiz (satisfait de la conclusion qu'il a tirée de leur apparition simultanée) avoue et montre par le détail que pour tout le reste, classe, ordre, famille, le parallélisme est parfait, et, dit Agassiz, plus la science progresse, *plus il devient rigoureux*.

Cependant, selon Agassiz lui-même, un point manquait à la gloire du Créateur : c'est que si les trois premiers embranchements : rayonnés, mollusques, crustacés, sont assez contemporains en paléontologie pour qu'on puisse supposer avec Agassiz leur apparition simultanée, il n'en est pas de même des vertébrés, qui n'apparaissent (sous la figure de poissons) que bien plus tard. Aurait-il fallu au Créateur de la peine et du temps pour inventer le poisson? Agassiz n'en convient pas; il veut espérer que, par les progrès ultérieurs de la paléontologie, on trouvera enfin ce vertébré contemporain des trilobites et des premiers mollusques et des rayonnés, trouvaille qui donnera à son Dieu la gloire d'avoir conçu d'un premier jet les quatre grands embranchements du règne animal, qui fera taire ceux qui croient à la lente évolution des forces naturelles. Cependant, un an après la publication du livre d'Agassiz (1866), nous pouvions à Paris, dans l'exposition du Canada, voir en effet une grande découverte paléontologique faite dans des blocs de serpentine, roche des plus anciennes où la vie ait été possible; car partout (laurentien inférieur) elle repose directement sur les roches primitives (granit et gneiss) de formation ignée, mais cette grande découverte, ce n'est pas le poisson attendu; pour la confusion des transformistes et des athées, ce sont des éponges, des foraminifères; c'est-à-dire qu'au début du monde vivant possible, c'est aussi le début de l'organisation qui apparaît dans les organismes les plus simples connus. Ainsi s'écroulent les espérances d'Agassiz.

Cependant l'hypothèse du transformisme n'explique pas d'une façon moins satisfaisante un autre phénomène très-général, que le même éminent naturaliste développe à souhait dans ses ouvrages et auxquels il a ajouté par ses travaux particuliers ; à savoir : la singulière corrélation qu'il y a entre les états successifs de l'embryon et la succession des formes paléontologiques. Ainsi, la comatule (espèce d'étoiles de mer), dont on a étudié avec soin le développement, a un embryon pédiculé et ressemblant absolument à une encrine (espèce dont l'organisation est la plus élémentaire, mais rare dans la faune actuelle, quoique extrêmement répandue dans la faune paléontologique). Et il y a plus, ajoute Agassiz : les phases successives du développement embryonnaire de la comatule donnent le type des principales formes d'encrine qui caractérisent les formations géologiques successives. Même phénomène pour les oursins, pour les crustacés. Ainsi, pour ne citer qu'un exemple, l'embryon des crustacés actuels rappelle parfaitement le type des trilobites : le jeune crabe et notamment le crabe commun de nos côtes, le plus élevé d'entre eux, passe dans son évolution embryonnaire par la forme des trilobites, des isopodes (cloportes), des macroures (crevettes), avant de revêtir la forme propre à son type brachyure (queue courte), et résume ainsi la succession bien connue des crustacés à travers les âges géologiques des terrains moyens et tertiaires jusqu'à nos jours.

Et Agassiz conclut : « On peut donc regarder comme un fait général, qui s'établit de plus en plus solidement à mesure que les recherches s'étendent et se perfectionnent, que les phases du développement embryonnaire correspondent chez tous les animaux vivants à l'ordre de succession des êtres qui furent leurs représentants aux époques géologiques écoulées.

« Ainsi, si loin qu'on aille, les représentants primitifs de chaque classe peuvent être regardés comme les types embryonnaires de leur famille ou de leur ordre respectif existant de nos jours. »

Et l'on trouve qu'il n'y a pas là une présomption considérable de parenté ? Comment ! non-seulement notre éléphant actuel présente la plus grande affinité anatomique avec le mastodonte disparu, mais l'embryon de l'éléphant reproduit temporairement les traits spécifiques et définitifs du mastodonte; il est *mastodonte* dans le ventre de sa mère, comme le jeune crabe est *trilobite*, comme l'étoile de mer est *encrine;* et cette loi, qui va de l'étoile de mer à l'éléphant, ne serait pas une présomption considérable en faveur de la consanguinité entre le trilobite et le crabe, entre le mastodonte et l'éléphant?

Comment! quand je vois toute existence débuter par la simplicité primordiale de la cellule, devenir embryon, et qu'Agassiz me montre chaque embryon passant par les complications successives qui, dans l'immense kyrielle des siècles, ont élevé l'espèce à la complication présente; que cet embryon, s'élevant ainsi de degré en degré, change d'ordre, de classe, de famille, de genre et d'espèce, je me refuserai à voir dans ces transformations progressives un souvenir des générations passées, une image de la transmutation des espèces?

Cependant, Messieurs, bien que les faits précédents soient empruntés à la science, confirmés par les travaux spéciaux d'une foule de savants, peut-être, en vous rappelant les phases les plus connues de l'embryon humain, doutez-vous que cette mutation progressive se retrouve chez nous, car il est certain que ces phases l'accusent plus nettement, ou plutôt sont plus faciles à voir chez certaines espèces que chez d'autres; et si nous n'avions que l'anatomie que nous montre le scalpel, nous pourrions douter que l'embryon humain parcourt réellement toutes ces phases, tant est délicate et difficile cette anatomie, nécessairement microscopique. Heureusement, au moins pour la science, que la nature se charge quelquefois elle-même de grossir ces états transitoires, et elle va nous montrer que l'embryon humain ne s'écarte pas de la loi générale.

Vous savez, en effet, que la plupart des monstruosités

simples (c'est-à-dire qui ne sont pas constituées par l'union de deux embryons) reconnaissent pour cause un arrêt de développement dans un organe ou une portion d'organe. Cependant, le plus souvent, les parties ainsi arrêtées dans leur transformation ultérieure augmentent de volume, tout en conservant une forme embryonnaire, et rendent ainsi visible à l'œil nu un état primordial et jadis normal d'un ou de plusieurs organes qui étaient ou difficilement visibles, ou même invisibles chez l'embryon. C'est ainsi que l'existence de l'os inter-maxillaire, qui se rencontre chez tous les animaux, a d'abord été révélée chez l'homme par la difformité congénitale appelée *bec-de-lièvre.* Cependant on a été bien longtemps avant de voir chez l'embryon cet os inter-maxillaire, et tandis que les savants sans préjugés et que guide la seule philosophie anatomique affirmaient que l'existence du bec-de-lièvre chez l'homme était un témoignage de la présence des os inter-maxillaires chez l'embryon, ceux qui aspirent à voir une distance infranchissable entre l'homme et les animaux niaient inflexiblement cette présence et déclaraient qu'ils ne se rendraient que lorsqu'ils les auraient vus. Enfin on les leur fit voir. Vous vous rappelez les pièces que nous a montrées ici même M. Hamy, notre laborieux collègue, et qui sont dessinées dans l'intéressante thèse qu'il a soutenue sur cette question, désormais résolue. J'ai rappelé ce point avec quelques détails, Messieurs, afin d'en retenir que chaque monstruosité par arrêt de développement ne fait que nous traduire fidèlement en traits vivement accentués et visibles à l'œil nu, un des détails anatomiques de l'embryon humain, alors que, gros et mou comme une petite larve, ces détails ne peuvent être que bien difficilement appréciables aux plus minutieuses recherches. . . . .

Que nous révèle donc la tératologie sur ses états antérieurs? Comme j'ai laissé parler Agassiz, je vais maintenant citer presque textuellement, en abrégeant un peu, Isidore Geoffroy Saint-Hilaire, dans son traité écrit en 1836.

« Rien de plus commun, écrit Isidore Geoffroy-Saint-Hilaire, que de voir l'homme offrir des traits marqués de ressemblance avec divers mammifères ; par exemple :

« Par la persistance de la queue ;

« Par l'état imparfait des pouces ;

« Par l'apathie d'un, de deux, de trois doigts ;

« Par plusieurs anomalies dans la forme soit des membres, soit du corps, soit de la tête ;

« Par le défaut de conque auditive ;

« Par une peau couverte de poils ;

« Par l'absence de la vésicule biliaire, des vésicules séminales et de divers autres organes, modifications que l'on trouve *toutes*, normalement reproduites dans un grand nombre de genres ;

« Par une multitude d'embranchements anormaux soit vasculaires, soit nerveux, et d'anomalies musculaires qui réalisent autant de conditions *normales* dans des espèces de divers groupes ;

« Par l'existence d'un cloaque ;

« Par la fissure labiale médiane ;

« Par la duplicité de la matrice, la petitesse de l'encéphale, l'absence ou l'état très-imparfait des circonvolutions cérébrales : caractères qui se retrouvent tous chez les divers rongeurs ;

« Par la bifurcation du gland soit pinéal, soit clitoridien ;

« Par l'existence de deux vagins, disposition existant normalement chez les marsupiaux ;

« Par l'imperforation de la vulve, l'aspalasomie (ventre de taupe), l'état imparfait de l'œil, conditions normales chez la taupe et quelques autres insectivores ;

« Par la phocomélie, qui existe régulièrement chez ces

mêmes insectivores, chez les phoques et chez les cétacés herbivores ;

« Par l'ectromélie biabdominale que reproduit une des conditions caractéristiques des cétacés ordinaires ;

« Par l'état multilobé des reins, également normal chez les cétacés, chez les ours, etc.

« Souvent même ce sont des conditions entièrement étrangères à l'organisation normale des mammifères que la tératologie nous montre accidentellement réalisées chez l'homme. On a vu la voûte palatine très-rudimentaire, comme chez les poissons ; le diaphragme largement perforé au centre, ce que rappelle l'atrophie de ce muscle chez les ovipares ; l'absence de vessie ou sa bifurcation profonde ; la communication des diverses cavités du cœur, comme chez les reptiles ; l'ectromélie bithoracique, comme chez les reptiles bipèdes ; l'ectromélie quadruple, comme chez les serpents ; l'état très-imparfait du pénis, comme chez les oiseaux ; sa scission, comme chez divers reptiles ; l'état très-imparfait de l'appareil sexuel, comme chez les poissons ; l'état cartilagineux d'une partie plus ou moins grande du squelette, comme chez les chondroptérygiens, etc., etc.

« Il n'est pas jusqu'aux invertébrés dont les plus graves anomalies ne puissent reproduire chez l'homme quelques caractères. Sans parler de l'absence d'une multitude d'organes, le cœur, par exemple, ou son état tout à fait rudimentaire ; l'effacement de plus en plus complet des oreillettes et des ventricules ; l'absence de moelle épinière chez certains acéphaliens, groupe dans lequel les ganglions et les nerfs composent seuls un système nerveux très-analogue à celui des articulés ; de l'existence, chez plusieurs acéphaliens, d'un ganglion central d'où partent tous les nerfs, et qui est presque exactement semblable à celui de quelques crustacés brachyures et spécialement des maïa ; enfin toutes les monstruosités unitaires des deux derniers ordres (omphalosites et parasitaires), qui présentent des rapports nombreux et manifestes avec toutes les classes d'invertébrés et avec les véritables radiaires eux-mêmes, dont les anides rappellent à la fois l'organisation si simple et la forme si caractéristique. »

Et il ne saurait être douteux pour les tératologistes que chacune de ces anomalies ne soit au fond autre chose qu'un arrêt de développement dans l'évolution de l'organe ou des organes frappés, alors que leur volume a continué à croître. Il en résulte donc invinciblement que notre organisme n'arrive à sa forme dernière que par une série de passages qui font revêtir à chacun de nos organes successivement tous les types, je ne dis pas des espèces, mais au moins des familles zoologiques. Si le temps me le permettait, je montrerais combien cette similitude devient plus frappante si, au lieu de comparer l'embryon humain aux animaux adultes, on compare entre eux les embryons des uns et des autres. Malheureusement l'embryogénie comparée est encore trop peu avancée pour avoir des conclusions générales, et citer les faits particuliers que j'ai relevés m'entraînerait trop loin, mais confirmerait bien fortement mes conclusions.

Un autre phénomène très-général et bien digne de réflexion, c'est que les monstruosités dont chaque espèce animale est susceptible dans chacun de ses organes, ont pour règle et pour limite la ressemblance aux organes analogues des types placés *au-dessous* du type observé, dans l'ordre paléontologique et jamais aux types placés *au-dessus* ou plus récents. L'importance de ce fait n'échappera à personne, et trouve seulement son explication naturelle dans le transformisme : on peut emprunter des traits de ressemblance d'un de ses ancêtres, c'est l'atavisme ; non d'un descendant.

J'ai hâte de quitter ce sujet; cependant il faut encore que je montre, par un exemple curieux, comment, dans certains cas, ces arrêts de développement peuvent avoir été la source d'une espèce ou d'un genre nouveau. J'emprunte encore le fait à Isidore Geoffroy Saint-Hilaire.

Les carpes sont susceptibles de plusieurs genres de difformités portant sur l'ossature du museau et du crâne, qui s'allonge, chez l'une, et au contraire, s'atrophie chez l'autre. Il se trouve que ces anomalies amènent précisément dans la forme de la tête de ces *cyprinés* les caractères spécifiques qui se rencontrent dans diverses espèces du genre Mormyrus (de la famille des brochets) et à tel point, dit Isidore Geoffroy Saint-Hilaire, que si nous ne connaissions ces anomalies que par les dessins, nous aurions de la peine à nous défendre du soupçon d'une supercherie qui aurait fait dessiner sur le corps de l'un la tête de l'autre.

« J'insiste sur ces analogies, dit Isidore Geoffroy Saint-Hilaire, moins encore par l'intérêt qu'elles offrent en elles-mêmes que pour les conséquences importantes qu'elles peuvent fournir à la zoologie. En effet, lorsque nous voyons les caractères qui distinguent entre elles les diverses espèces d'un genre, se reproduire avec une exactitude frappante dans les diverses anomalies d'une seule espèce, ne sommes-nous pas conduits à reconnaître dans ces conditions organiques, les unes constantes, héréditaires et spécifiques, les autres individuelles, accidentelles, insolites, des effets cependant analogues de causes semblables? et si nous savons que celles-ci résultent de légères inégalités de nutrition qui impriment à la conformation générale des modifications en apparence très-importantes... ne sommes-nous pas en droit de conclure qu'il en est exactement de même des premières, et comment des différences de formes, en apparence très-graves, peuvent, sous l'influence de causes très-légères, sortir d'un fond commun ? »

Il faut encore citer les conclusions du même fondateur de la tératologie :

« Les faits de la tératologie, écrit-il en terminant ses trois volumes, tendent manifestement au renversement de la doctrine de la fixité de l'espèce... de cette hypothèse toute gratuite que les espèces actuellement existantes ont été créées initialement, telles que nous les observons aujourd'hui... Et plus loin : les faits tératologiques montrent avec une rare évidence le vide de toutes les explications tirées de la finalité. »

Vous le voyez, Messieurs, la tératologie aboutit forcément au transformisme, soit en nous montrant, hideusement amplifiés et déformés, les traits qui relient notre évolution embryonnaire à tous les degrés de l'animalité, soit en rendant manifeste, comme dans la tératologie de la carpe précitée, comment un arrêt de développement peut, en devenant héréditaire, être l'origine d'espèces ou de genres nouveaux. Ne sont-ce pas des faits de même ordre que la linguistique met à profit pour nous montrer comment *stat* a pu être le géniteur du mot *état ; scribere*, du mot *écrire ;* en surprenant sur les lèvres populaires *estatue* pour statue, *esquelette* pour squelette. N'est-ce pas prouver l'origine de mots classiques par des déviations tératologiques ?

Le temps me manque pour vous montrer combien est absurde ou révoltante l'existence des parasites dans toute autre théorie, combien ces monstres en justice apparaissent normaux et légitimes dans le transformisme.

Je ne puis davantage m'arrêter pour montrer combien est contradictoire et ridicule dans la théorie des causes finales, combien est rationnelle dans celle du transformisme, l'existence des organes qui ne servent à rien, et si nombreux que, dans chaque espèce, on peut citer plusieurs de ces vains organes. On ne saurait trop réfléchir, Messieurs, à ce qu'il y a de profondément paradoxal en l'existence normale, dans une espèce d'organes sans usage, d'ailes qui ne volent pas, de dents qui ne mastiquent pas, de membres qui restent emmaillottés sous la peau, d'yeux qui ne voient pas. Autant ces faits innombrables sont absurdes dans la théorie des causes finales, autant ils sont naturels dans l'hypothèse du transformisme qui, pourtant, n'explique pas moins rigoureusement l'adaptation aux milieux : l'acclimatation et même les adaptations imparfaites ; imperfections qui ont pour preuves incontestables leur disparition graduelle.

Mais, après avoir tiré un si utile auxiliaire de la monstruosité, que ne puis-je vous montrer que la beauté ne m'est pas moins secourable ; que, par la sélection sexuelle, le transformisme *seul* rend compte du développement de la beauté, de ses inégales ou plutôt de ses différentes manifestations selon les sexes ! il peut dire comment se développent et se maintiennent la force et la vaillance du lion, le chant du rossignol ou la beauté de la femme ; et, non moins heureusement, l'éclat des fleurs, leurs parfums et leur nectar ; car, au fond, tous ces charmes puissants ou charmants ne sont que des garants de l'amour et de la fécondité[1].

La théorie du transformisme non-seulement résout par les seules forces nécessaires de la substance tous les problèmes que la finalité ne peut que constater, elle explique les existences qui, sans elle, seraient odieuses ou paradoxales, comme les parasites et les organes rudimentaires, mais encore elle résout les questions qui devenaient le champ de discorde des naturalistes : telle est la question de l'espèce. En vérité, M. Gaussin n'a pas eu de bonheur en voulant se servir de cette arme contre le transformisme ; il a tiré sur les siens. Car, comme l'a observé avec raison M. Mortillet répondant à M. Gaussin, le transformisme *seul* n'éprouve aucun embarras pour définir la notion de l'espèce. Il est l'unique théorie qui se fasse de l'espèce une idée très-

[1] Voyez article MARIAGE du *Dict. encyclop. des sc. médicales*, 1871.

simple, et pourtant conforme à tous les faits. Pour nous, en effet, l'espèce n'existe que par les destructions que la concurrence vitale (si énergique entre les variétés d'une même espèce) a déterminée entre les êtres voisins ayant les mêmes besoins et des moyens inégaux de les satisfaire.

Pour nous, les groupes spécifiques n'ont rien d'absolu ; ils sont variables avec les temps et les lieux, puisqu'ils résultent des lacunes que la lutte par la subsistance détermine dans la progression des formes ; lacunes qui, dans la faune naturelle et vivante, vont toujours se creusant, et au contraire dans nos collections, toujours se comblant par les découvertes de la paléontologie. C'est ainsi que nous voyons sous nos yeux l'espèce humaine, par la suppression lente ou violente des derniers échelons de l'humanité (Tasmanien, Australien, Américain) et bientôt par celle des singes anthropomorphes, creuser de plus en plus le gouffre qui nous sépare du reste de la faune ; tandis que, au contraire, quand, par notre industrie, nous supprimons la concurrence vitale, le combat pour l'existence *entre* les variétés et les races, des termes innombrables reparaissent comme dans nos animaux domestiques (dans le genre chien, par exemple) et brouillent toutes nos notions sur l'espèce. Je le répète, le transformisme seul peut donner la théorie exacte des faits en ce qui concerne l'espèce ; car seul, il a une notion claire de sa raison formatrice : c'est un des triomphes, il me semble, non assez signalé du transformisme. C'est encore par cette conception de l'espèce que le transformisme explique parfaitement l'inégale et décroissante fécondité des hybrides.

Messieurs, il faut terminer cette longue communication ; et force m'est de négliger un grand nombre de faits favorables au transformisme. Je passe outre, et je finis par une loi biologique incontestée, *les corrélations de croissance et de développement*. Par elle, en effet, le transformisme peut, jusqu'à un certain point, résoudre l'objection la plus considérable, à mon sens, apportée, non par un adhérent, mais certainement par un ami du transformisme. Je veux parler de cet ensemble de différences signalées, avec tant de clarté, par notre cher et savant secrétaire général, entre des espèces ; différences qui, d'après lui, ne pourraient s'être développées que simultanément : ce qui lui paraît tout à fait invraisemblable.

Cependant, ce qui ôte à cette objection beaucoup de son importance, c'est qu'elle tire sa force, non de ce que nous savons, mais bien plutôt de ce que nous ne savons pas ! Ainsi, de ce que nous ne connaissons pas les passages entre l'organisme de l'orang et celui des autres singes, M. Broca conclut que toutes les modifications anatomiques qui caractérisent l'orang auraient dû se former simultanément ; et, comme beaucoup de ces modifications ne paraissent pas avoir un degré d'utilité appréciable, il lui paraît invraisemblable d'attribuer ces modifications au transformisme. Mais d'abord M. Broca, par la simultanéité qu'il suppose, doit admettre qu'il n'y a jamais eu de transition entre l'orang et toute autre forme anthropoïde ; et la paléontologie des contrées habitées par ces anthropomorphes nous est certainement beaucoup trop inconnue pour qu'une telle base ait quelque solidité ; ensuite, il suppose que le transformisme n'explique le maintien d'une forme que par l'utilité (appréciable à notre observation) qu'en peut tirer l'être vivant : il n'en est pas ainsi.

Quand nous créons une race ou une variété nouvelle, soit végétale, soit animale, la race nouvelle diffère presque toujours de ses ancêtres par plusieurs caractères concomitants, dont souvent un seul nous importe ; et les autres, en dépit de l'étonnement sceptique de notre savant collègue, se sont développés en même temps. C'est ainsi que nos célèbres moutons mauchamps se distinguent par leur laine douce et leurs cornes lisses; nos arbres fruitiers, élus pour leurs fruits savoureux, voient aussi grandir leurs fleurs, et souvent leurs feuilles; ils perdent leurs épines et modifient leur port, etc.; pourquoi ces mouvements simultanés? le plus souvent, nous n'en savons rien! Ce sont ces inconnus et bien d'autres dont M. Broca fait des arguments contre le transformisme. Il y a pourtant un grand fait, une grande loi biologique sur laquelle Darwin a insisté sous le nom de *corrélations de développement*. Ces corrélations sont en très-grand nombre, et peuvent se diviser, au point de vue de notre connaissance, en deux grands groupes : les unes frappent simultanément des organes homologues ou symétriques, comme l'un ou l'autre membre inférieur ou postérieur, ou enfin les membres antérieurs et postérieurs. Cette dernière corrélation est même un fait si connu, qu'elle sert aux marchands pour nous donner, à l'inspection de notre poignet, des chaussettes appropriées au développement de nos pieds. Quelquefois l'homologie, cause de la corrélation, est plus cachée, comme dans notre espèce, l'apparition simultanée du poil au pubis et sous les bras, et, dans notre sexe mâle, celui du poil au pourtour de la bouche et à l'anus, et encore le développement simultané du pénis, du nez et du larynx, etc.; et en général dans les deux sexes nombreuses modifications qui accompagnent l'éclosion des organes sexuels.

Mais il est d'autres corrélations de croissance des plus inattendues et des plus inexpliquées. Ainsi Darwin cite cette corrélation si fréquente, sinon constante de la surdité chez les chats blancs à yeux bleus.

Sur ce sujet, la tératologie est pleine de mystères et d'enseignements; il est d'observation que plusieurs monstruosités déterminées marchent souvent ensemble, tandis que d'autres ne se rencontrent jamais simultanément, et, le plus souvent, rien ne nous explique ces coïncidences. Je ne puis dire tous ces faits : ils sont en trop grand nombre ; j'en citerai un seul. Pourquoi les monstres en cyclopis, c'est-à-dire ceux dont les parties médianes de la face ne s'étant pas développées, les deux yeux se sont soudés en un seul sur la ligne médiane, pourquoi ces monstres sont-ils presque constamment sixdigités ? et telle est la fréquence de cette corrélation de croissance qu'Isidore Geoffroy Saint-Hilaire déclare que l'état normal du cyclope est d'avoir six doigts.

Enfin, Messieurs, je n'en finirais pas si je voulais relater tous les faits — qui s'expliquent ? — non, — qui se rangent sous la rubrique de *corrélations de développement ;* ils ne sont pas seulement de notoriété scientifique, mais souvent de notoriété publique. Tous les éleveurs savent les singulières corrélations de couleur de la robe des animaux ; par exemple, chez les chiens noirs, les taches de feu sur les yeux se retrouvent presque constamment à l'extrémité des pattes et souvent à l'extrémité de la queue, et cette autre et curieuse corrélation observée par un éleveur de vaches, Guenon, entre la disposition du poil du périnée et la puissance lactifère. Ainsi, Messieurs, je conclus de cette loi de corrélation de croissance et de développement dont les manifestations sont si multiples, si variées et encore si peu connues, si incomplétement énumérées, qu'il n'y a rien de contradictoire, mais bien au contraire qu'il est normal que, lorsqu'une variété ou une race un peu tranchée se produit, cette variété diffère par plusieurs détails anatomiques de la souche originelle ; que ces différences, sollicitées par les mystérieuses sympathies organiques qui décident des corrélations de développement, iront presque nécessairement modifiant plusieurs organes, car la physiologie, comme la pathologie, nous montre que dans notre organisme aucun organe n'est indépendant ; il n'y a donc pas lieu de s'étonner de ces différences simultanées devant l'ignorance où nous sommes ; il n'y a pas lieu d'en faire des arguments contre l'hypothèse du transformisme, qui puise, au contraire, dans le fait général et indubitable des corrélations de développement et de croissance, des preuves nouvelles de l'étendue que peut prendre dans un organisme une modification qui n'avait d'abord porté que sur un seul organe.

Je m'arrête là, Messieurs, confus d'avoir été si long ; et pourtant il s'en faut de beaucoup que j'aie parcouru tout le sujet, rapporté tous les *faits généraux* qui s'expliquent par l'hypothèse du transformisme. Et je dirai plus : je crois pouvoir affirmer qu'il n'y a pas une seule conséquence de cette audacieuse conception qui ne trouve sa confirmation dans les faits, et s'il y a encore des inconnues (et il y en a beaucoup), je ne crois pas qu'il y ait des faits décidément contradictoires, et je vous ai montré qu'on n'en peut pas dire autant de la plupart de nos autres synthèses scientifiques. Mais certainement aucune n'explique, ne relie un nombre aussi considérable de faits, et de faits aussi complexes, aussi inextricables.

Il me paraît donc légitime et juste de placer cette hypothèse grandiose à côté de celle de Laplace, parmi les plus hardies et admirables conceptions dont s'honore l'esprit humain et parmi les séduisantes synthèses scientifiques offertes à la philosophie et à la curiosité des hommes.

PARIS. — TYPOGRAPHIE A. HENNUYER, RUE DU BOULEVARD, 7.

PARIS. — TYPOGRAPHIE A. HENNUYER, RUE DU BOULEVARD, 7.

www.ingramcontent.com/pod-product-compliance
Ingram Content Group UK Ltd.
Pitfield, Milton Keynes, MK11 3LW, UK
UKHW020412220726
13923UKWH00004B/1896